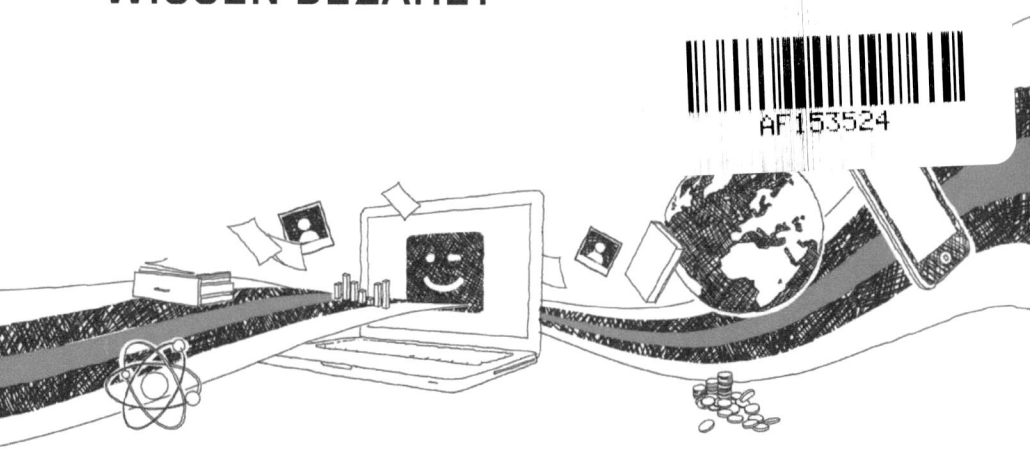

Können Patientenschulungen zur Förderung von Lebensstilanpassungen beitragen?

Daline Ostermaier

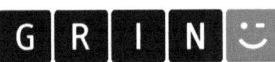

Bibliografische Information der Deutschen Nationalbibliothek:

Die Deutsche Nationalbibliothek verzeichnet diese Publikation in der Deutschen Nationalbibliografie; detaillierte bibliografische Daten sind im Internet über http://dnb.d-nb.de abrufbar.

ISBN: 9783346900142
Dieses Buch ist auch als E-Book erhältlich.

Druck und Bindung: Books on Demand GmbH, Norderstedt Germany
Gedruckt auf säurefreiem Papier aus verantwortungsvollen Quellen

Das vorliegende Werk wurde sorgfältig erarbeitet. Dennoch übernehmen Autoren und Verlag für die Richtigkeit von Angaben, Hinweisen, Links und Ratschlägen sowie eventuelle Druckfehler keine Haftung.

Das Buch bei GRIN: https://www.grin.com/document/1367674

Inhaltsverzeichnis

Abkürzungsverzeichnis

TPB   Theorie des geplanten Verhaltens

HAPA   sozialkognitives Prozessmodell gesundheitlichen Handelns

CHD   koronare Herzkrankheit

Abbildungsverzeichnis

Anlagenverzeichnis

1. Einleitung

„Mit dem Rückgang von Infektionskrankheiten hat sich das Krankheitsspektrum in modernen Industriegesellschaften grundlegend gewandelt." (Lange, 2019, S. 311) Anstelle von Infektionskrankheiten stehen heute chronische Krankheiten im Fokus der medizinischen Versorgung und sind nun schon seit mehreren Jahrzehnten hauptverantwortlich für das Morbiditäts- und Mortalitätsgeschehen in Deutschland. (World Health Organization [WHO], 2014) Dabei nimmt der Anteil Erwachsener mit chronischen Erkrankungen mit dem Alter immer weiter zu. Etwa 60 % der Frauen und 54 % der Männer über 65 Jahre geben in der deutschen GEDA-Befragung an, von mindestens einer chronischen Krankheit betroffen zu sein. (Robert Koch-Institut [RKI], 2011, S. 54) Dazu zählen z. B. Herz-Kreislauf-Erkrankungen, Diabetes, Krebs oder Erkrankungen der Atemwege. Erschreckend ist die Erkenntnis, dass chronische Erkrankungen in den meisten Fällen durch modifizierbare Faktoren des Lebensstils verursacht werden. (Sagner & Schulz, 2012, S. 1706) Besonders Faktoren, wie Bewegungsmangel, eine ungesunde Ernährung oder der Konsum von Alkohol und Tabak sind hier zu nennen. Für Betroffene und Risikopatient*innen ist es daher wichtig, über die Möglichkeiten der eigenen Einflussnahme aufgeklärt und konkret zu Lebensstilanpassungen motiviert zu werden. (Faller, Ehlebracht-König & Reusch, 2015, S. 603)

Die Patientenschulung, welche ein zentraler Bestandteil der medizinischen Rehabilitation darstellt, soll u. a. genau dies leisten können. (Augurzky, Reichert & Scheuer, 2011, S. 12) Allerdings muss beachtet werden, dass Patientenschulungen in erster Linie Fertigkeiten und Wissen vermitteln, um die Patient*innen zu mehr Selbstverantwortung im Umgang mit ihrer Erkrankung zu befähigen. Variablen, wie das Gesundheitsverhalten oder der Lebensstil können also nicht direkt beeinflusst werden und stellen ein entfernt liegendes Ziel der Patientenschulung dar. (Küffner, Musekamp & Reusch, 2017, S. 4) Es stellt sich folglich die Frage, wie genau Schulungsprogramme trotz dieser Gegebenheit zu Lebensstilanpassungen der Teilnehmer*innen beitragen und ob diese tatsächlich (auch langfristig) wirksam sind. Die vorliegende Arbeit soll untersuchen, ob und wie Patientenschulungen Lebensstiländerungen bewirken und hierfür sowohl theoretische Konzepte als auch empirische Studien aufgreifen, die auf die Eignung der Patientenschulung zur Lebensstiländerung schließen lassen. Keine Berücksichtigung findet dahingegen die Psychoedukation (im engeren Sinne) für Menschen mit psychischen Störungen und ihre Angehörigen, welche klassischerweise im Setting der Psychotherapie Anwendung findet.

Die Hausarbeit ist folgendermaßen strukturiert: Zunächst erhalten die Leser*innen das nötige Grundwissen zum Thema chronische Erkrankungen und Lebensstil, wobei wichtige Begriffe definiert und Zusammenhänge einzelner Aspekte geklärt werden. Anschließend erfolgt eine knappe Zusammenfassung der Grundlagen und Ziele der medizinischen Rehabilitation sowie eine Darstellung wichtiger Beispiele für gesundheitspsychologische Modelle der Verhaltens-änderung. Der Theorieteil enthält außerdem eine allgemeine Einführung zum Thema Patien-tenschulung als Intervention der medizinischen Rehabilitation. Im Anwendungsteil folgt eine Anknüpfung an die bisherigen theoretischen Erkenntnisse, indem die Prinzipien und Inhalte der Patientenschulung schließlich in den Kontext der Lebensstiländerung gebracht werden. Es wird beantwortet, welche übergreifenden Strategien und Methoden den Veränderungsprozess ermöglichen und unterstützen. Zudem wird die Evidenzlage zuerst von Patientenschulungen allgemein und anschließend von Patientenschulungen für Lebensstiländerungen beleuchtet. Letzteres basiert auf der Vorstellung eines Reviews mit Meta-Analyse von Shi et al. (2022). Abgerundet wird die Arbeit von einer umfassenden Diskussion, welche den Schwerpunkt auf potenzielle Barrieren im Veränderungsprozess legt sowie das eigene Vorgehen bei der Erstel-lung der Hausarbeit kritisch reflektiert.

2. Theorieteil

2.1 Chronische körperliche Krankheit

Chronische Erkrankungen sind Erkrankungen, „die langfristig bestehen, häufig progredient mit phasenhaften Verschlechterungen verlaufen und für die eine vollständige Genesung i. d. R. nicht erreicht werden kann." (Wirtz, 2021) Im Gegensatz zu einer akut auftretenden Erkran-kung kommt es also zu einer Chronifizierung, da die Krankheitsursache nicht beseitigt werden kann. (Augurzky et al., 2011, S. 13; Wirtz, 2021) Beispiele sind Herz-Kreislauf-Erkrankungen, bösartige Tumorerkrankungen, Stoffwechselerkrankungen, neurologische Erkrankungen oder auch Schmerzsyndrome. (Krämer & Bengel, 2016, S. 26) Abhängig von der jeweiligen Krank-heit unterscheidet sich die individuelle Ätiologie, Pathogenese, Symptomatik und Prognose. Die Ätiologie ist dabei meist multifaktoriell, d. h. die Entstehung und Aufrechterhaltung ist durch ein Zusammenspiel mehrerer somatischer, sozialer und psychischer Aspekte (z. B. genetische Disposition, Lebensstil, etc.) bedingt. (Krämer & Bengel, 2016, S. 26; Wirtz, 2021) Typisch ist außerdem ein schleichender Beginn der chronischen Erkrankungen, sodass diese meist erst spät als solche erkannt werden. Ein weiteres Merkmal ist das Risiko für Teilhabebeschränkun-gen. In Folge einer chronischen Erkrankung kommt es aufgrund gesundheitlicher Probleme zu einer Reihe schwerwiegender Beeinträchtigungen, die die Aktivitäten des täglichen Lebens, die Autonomie und damit insgesamt die Lebensqualität der Betroffenen beeinflussen. Somit entstehen nicht selten Einschränkungen in der sozialen Teilhabe oder der Teilhabe am

Arbeitsleben. Darüber hinaus ergibt sich häufig eine langfristige Abhängigkeit von medizinischen und sozialen Versorgungseinrichtungen. (Lange, 2019, S. 312; Wirtz, 2021) Da chronische Erkrankungen also ebenso wie Behinderung eine Teilhabeproblematik definieren, werden beide Begriffe häufig gleichgestellt. (Becker & Morfeld, 2019, S. 598) Behinderung kann jedoch auch als Oberbegriff für alle aus chronischen Erkrankungen resultierenden Folgen und Beschwerden verwendet werden oder aber chronische Erkrankungen, die die Sinnesorgane, den Bewegungsapparat sowie die neurologischen Funktionen betreffen, meinen. (Wirtz, 2021)

2.2 Lebensstil und chronische Erkrankungen

Wie bereits angedeutet ist die Entstehung und Aufrechterhaltung chronischer Erkrankungen u. a. von der Lebensweise der Betroffenen bedingt, weshalb Krankheiten, die häufig in Folge einer unphysiologischen Lebensweise auftreten, auch als Zivilisationskrankheiten bezeichnet werden. (Sagner & Schulz, 2012, S. 1706) Der Lebensstil einer Person beschreibt allgemein deren Vorlieben und typische Verhaltensweisen, doch wird der Begriff je nach disziplinärer Herkunft verschieden definiert. (Schlicht & Kahlert, 2021) Im medizinischen Kontext umfasst der Lebensstil Gewohnheiten in der Lebensführung und tägliche Verhaltensweisen, die z. B. die Ernährung oder die körperliche Aktivität betreffen. (Sagner & Schulz, 2012, S. 1706)

Als gesundheitsförderlich wird u. a. eine überwiegend pflanzliche Kost, tägliche Bewegung, ein gesundes Körpergewicht, ein maximal moderater Alkoholkonsum sowie der Verzicht auf Nikotin eingeschätzt. (Sagner & Schulz, 2012, S. 1710) Obwohl die Ernährung eines der wichtigsten gesundheitsassoziierten Lebensstil-Faktoren ist, gibt es nicht die eine gesunde Ernährungsweise. Allerdings gelten ein Übermaß an gesättigten Fettsäuren, Salz, Zucker oder rotem Fleisch als ungesund, wobei insbesondere auch gesüßte Getränke wie Limonade Übergewicht und damit assoziierte Krankheiten begünstigen. (Rapp & Klein, 2020, S. 196) Ebenso gesundheitsrelevant ist die Sportaktivität bzw. das körperliche Bewegungsverhalten im Alltag. Laut WHO sollten Erwachsene ab 18 Jahren mindestens 2,5 Stunden pro Woche moderat körperlich aktiv oder mindestens 1,25 Stunden intensiv körperlich aktiv sein. (Sven Repenning, Iris an der Heiden, Frank Meyrahn, Ahlert & Preuß, 2020, S. 2) Diese Empfehlungen erreichen gerade einmal 45 bis 51 % der erwachsenen Bevölkerung. (Heidemann et al., 2021, S. 34) Insgesamt führt eine unphysiologische Lebensweise zu vermehrten oxidativen Zellschäden, systemischen Entzündungen sowie Veränderungen des Stoffwechsels und hormonellen Regulation. (Sagner & Schulz, 2012, S. 1708).
Ein Beispiel für eine chronische Erkrankung mit entsprechender zugrundeliegender Pathologie

ist Typ-2-Diabetes und damit im Zusammenhang stehend Adipositas. Immerhin ist knapp die Hälfte der deutschen Bevölkerung übergewichtig (Statistisches Bundesamt, 2018a, 2018b), was meist ein erstes Anzeichen für eine unphysiologische Lebensweise (Bewegungsmangel, Überversorgung mit Nahrungsenergie, etc.) ist und zu starken Dysfunktionen der menschlichen Physiologie führt. (Sagner & Schulz, 2012, S. 1707) Ebenso wie ungesunde Gewohnheiten das Risiko vieler Erkrankungen erhöhen, kann eine positive Veränderung des Lebensstils zu einer verbesserten Gesundheit beitragen. Dieser Ansatz wird erfolgreich in Prävention und Therapie chronischer Erkrankungen in Form von z. B. Bewegungstherapie, Ernährungsumstellung oder Stressmanagement eingesetzt. (Sagner & Schulz, 2012, S. 1711) So kann eine Optimierung des Lebensstils das Risiko für z. B. Typ-2-Diabetes um etwa 90 % senken. (Ford, Earl, S. et al., 2009, S. 1355) Von Vorteil ist hierbei, dass sich die Befolgung klassischer Lebensstil-Empfehlungen im Prinzip auf alle entsprechenden Krankheiten präventiv auswirkt. (Sagner & Schulz, 2012, S. 1708)

2.3 Grundlagen der medizinischen Rehabilitation

2.3.1 Definition und Ziele

Die medizinische Rehabilitation ist „die Wiedereingliederung in den Alltag und den Beruf auf Ebene der Funktionen und Körperstrukturen, Aktivitäten und Teilhabe" (Petermann, 2021) und richtet sich an behinderte, chronisch erkrankte oder von Behinderung bedrohte Menschen. (Augurzky et al., 2011, S. 12) Im Gegensatz zur Akutmedizin wird jedoch nicht die Behandlung von Krankheit oder die Wiederherstellung von Gesundheit angestrebt. Vielmehr geht es darum, langfristige Folgen von Krankheit (z. B. Behinderung, Erwerbsunfähigkeit, etc.) vorzubeugen, zu beseitigen oder zu bessern sowie eine weitere Verschlechterung der Krankheit zu verhindern. (Buschmann-Steinhage & Widera, 2016, S. 16) Dabei orientiert sich die medizinische Rehabilitation an den leitenden Prinzipien,

(1)   die Folgen von Krankheit und/oder Behinderung zu überwinden,

(2)   das vorzeitigen Ausscheiden aus dem Erwerbsleben zu verhindern,

(3)   das vorzeitigen Eintreten von Pflegebedürftigkeit zu vermeiden und

(4)   den vorzeitigen Bezug von laufenden Sozialleistungen zu mindern bzw. abzuwenden. (Augurzky et al., 2011, S. 13)

Um eine bestmögliche Eingliederung in Familie, Beruf und Gesellschaft zu ermöglichen, werden in Form einer gezielten Hilfe zur Selbsthilfe diagnostische, kurative und auch präventive Elemente kombiniert. (Petermann, 2021) Medizinisch-rehabilitative Leistungen werden zum Großteil von speziellen und indikationsspezifischen Einrichtungen angeboten, doch können ebenso teilstationäre und ambulante Angebote wahrgenommen werden. (Becker & Morfeld, 2019, S. 603; Watzke, 2006, S. 267) Insgesamt kommen sowohl medizinische als auch psychotherapeutische, soziale und berufliche Maßnahmen zum Einsatz (Petermann, 2021), wobei Ziele, wie z. B. Schmerzlinderung, Verbesserung des körperlichen Trainingszustandes, Bewältigung psychosozialer Probleme, Entwicklung einer gesundheitsförderlichen Lebensführung oder Stärkung von Ressourcen verfolgt werden. (Wolf-Kühn & Morfeld, 2016, S. 49) Eingebettet im Gesamtkontext fungiert die medizinische Rehabilitation als Teil der medizinischen Versorgungskette, welche von Prävention und Vorsorge, über Akutbehandlung, Rehabilitation bis hin zur Nachsorge reicht. (Augurzky et al., 2011, S. 14) Wichtige Indikationsbereiche sind insbesondere die Kardiologie, Neurologie, Orthopädie, Onkologie oder Psychiatrie bzw. Psychosomatik. (Augurzky et al., 2011, S. 15)

2.3.2 Modelle der Verhaltensänderung

Ein bekanntes Modell der Verhaltensänderung, welches u. a. in der medizinischen Rehabilitation zur Vorhersage und Erklärung von Gesundheitsverhalten genutzt wird, ist die Theorie des geplanten Verhaltens (theory of planned beahvior; TPB). (Brinkmann, 2014, S. 70) Die TPB ist eine Erweiterung der Theorie des überlegten Handelns und geht grundlegend davon aus, dass eine Verhaltensänderung durch die Intention, d. h. die bewusste individuelle Entscheidung ein Verhalten auszuführen, vermittelt wird. (Lippke & Schüz, 2019, S. 301; Six, 2021) Wie in Abb. 1 zu sehen, wird die Verhaltensintention wiederum von den Einstellungen, den subjektive Normen und der wahrgenommene Verhaltenskontrolle beeinflusst.

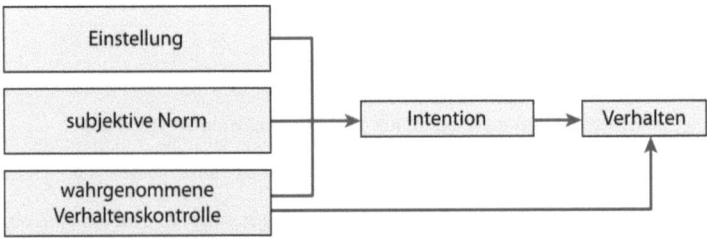

Abb. 1   vereinfachtes Modell des geplanten Verhaltens
(Quelle: Vogel & Faller, 2016, S. 334)

Der erste Faktor, die Einstellung des Individuums, ergibt sich aus den Erwartungen zu den Auswirkungen eines Verhaltens (z. B. „wenn ich Sport treibe, nehme ich ab") und den Bewertungen dieser Erwartungen (z. B. „abnehmen würde meiner Gesundheit guttun"). (Brinkmann, 2014, S. 73) Im Grunde geht es also darum, welche Verhaltensergebnisse eine Person erwartet und ob diese Ergebnisse positiv oder negativ bewertet werden. (Vogel & Faller, 2016, S. 334) Die subjektive Norm beinhaltet dahingegen die vermuteten oder wahrgenommenen Bewertungen anderer Personen. Je stärker der Grad der Überzeugung, dass andere Personen (z. B. Bezugspersonen) Erwartungen an das eigene Verhalten haben und je stärker die Motivation ist, diese Erwartungen auch zu erfüllen, desto größer ist der Einfluss auf die Intention. (Brinkmann, 2014, S. 73) Im Vergleich zur Theorie des überlegten Handelns beinhaltet die TPB zusätzlich die wahrgenommene Verhaltenskontrolle. Diese lässt sich vage als die subjektiv wahrgenommene Schwierigkeit des Zielverhaltens beschreiben. (Brinkmann, 2014, S. 72) Je höher die subjektive Überzeugung das Zielverhalten kontrollieren zu können (und dementsprechend ausreichend Fähigkeiten und Ressourcen zur Verfügung zu haben), desto wahrscheinlicher entwickelt sich auch eine Verhaltensintention. (Six, 2021) Damit ähnelt die wahrgenommene Verhaltenskontrolle dem Konzept der Selbstwirksamkeitserwartung (Vogel & Faller, 2016, S. 334) und nimmt einen besonderen Stellenwert innerhalb der TPB ein, da sie als einziger der drei Faktoren neben der Verhaltensintention auch das Verhalten selbst determiniert. Traut sich eine Person die Ausübung eines Verhaltens zu (und bewertet dieses als erstrebenswert) wird das Zielverhalten nämlich auch direkt ausgeführt. (Lippke & Renneberg, 2006, S. 41) Insgesamt werden die Erwartungen und Überzeugungen einer Person in Bezug auf eine Verhaltensänderung von allgemeinen Variablen, wie demografischen, Persönlichkeits- und Umweltaspekten beeinflusst. (Lippke & Renneberg, 2006, S. 41)

Ein Schwachpunkt des TPB ist die sog. Intentions-Verhaltens-Lücke. Denn nicht immer garantiert das Vorhandensein einer ausgeprägten Verhaltensintention auch die letztendliche Ausführung des Zielverhaltens. Ursächlich sind hierfür meist volitionale Aspekte der Zielverfolgung (Wiedemann, 2021), die im TPB nicht berücksichtigt werden. Ein Modell, welches die Verhaltens-Intentions-Lücke überbrückt ist das sozial-kognitive Prozessmodell gesundheitlichen Handelns (Health Action Process Approach; HAPA). Laut diesem Ansatz durchläuft ein Mensch in Bezug auf eine Verhaltensänderung insgesamt drei Phasen, die in Abb. 2 zusammengefasst dargestellt sind. Die erste Phase, die motivationale Phase, ist der Intentionsbildung gewidmet und kann als konflikthafter Entscheidungs- und Motivierungsprozess aufgefasst werden. (Lippke & Renneberg, 2006, S. 56) Ob tatsächlich eine Intention gebildet werden kann entscheidet sich auf Basis sozial-kognitiver Faktoren, nämlich Selbstwirksamkeitserwartung, Handlungsergebniserwartung sowie Risikowahrnehmung. (Brinkmann, 2014, S. 106) Zunächst wägt ein Mensch die gesundheitlichen Bedrohungspotenziale ab, die durch eine Verhaltensänderung beeinflusst bzw. vermieden werden könnten (Risikowahrnehmung) (Vogt,

2019, S. 31), um dann im nächsten Schritt die Konsequenzen des geplanten Verhaltens ab-
zuwägen (Ergebniserwartung). Also z. B. inwiefern das geplante neue Verhalten der Entstehung einer Erkrankung entgegenwirken kann. Bei überwiegend positiven Konsequenzen steigt
die Wahrscheinlichkeit der Intentionsbildung. (Brinkmann, 2014, S. 106) Schließlich ist auch
die Selbstwirksamkeitserwartung, welche die Einschätzung der eigene Handlungskompetenz
widerspiegelt, von großer Bedeutung. Denn nur, wenn sich eine Person die Durchführung des
geplanten Verhaltens grundsätzlich zutraut, wird sie sich für die Ausführung entscheiden. (Vogel & Faller, 2016, S. 338) Ist der Abwägungsprozess positiv verlaufen mündet die motivationale Phase also in der Intentionsbildung. (Lippke & Renneberg, 2006, S. 56)

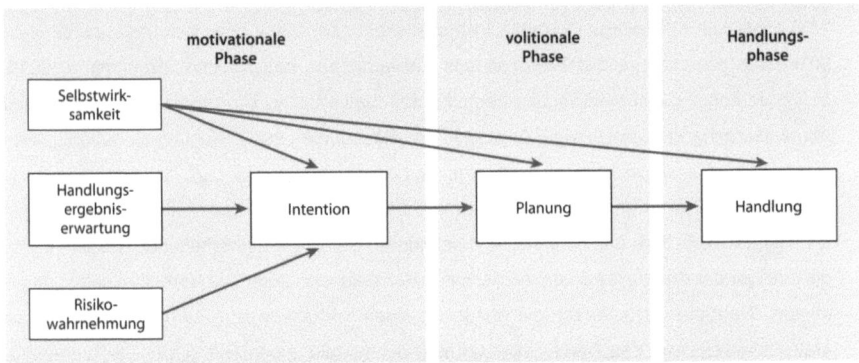

Abb. 2   vereinfachtes sozial-kognitives Prozessmodell gesundheitlichen Handelns
(Quelle: Vogel & Faller, 2016, S. 338)

Damit wird die volitionale Phase eingeleitet, in der es nun um die detaillierte Handlungsplanung
geht. Im Unterschied zur Theorie des geplanten Verhaltens bildet also die Handlungsplanung
die Brücke zwischen Intention und Handlungsdurchführung. (Vogel & Faller, 2016, S. 338) In
dieser Phase wird genau geplant wann, wo und wie das angestrebte Verhalten durchgeführt
werden soll, wobei ein Abwägen über den nötigen Energieeinsatz und die notwendige Aus-
dauer passiert. (Brinkmann, 2014, S. 107) Außerdem gilt es situative Barrieren zu überwinden
und Ressourcen zu mobilisieren, die die Umsetzung des Verhaltens ermöglichen bzw. unterstützen. (Vogt, 2019, S. 31) Auch im Rahmen der Detailplanung kann die Selbstwirksamkeitserwartung (können die Teilhandlungen erfolgreich umgesetzt werden?) entscheidend für die
Verhaltensänderung sein. (Brinkmann, 2014, S. 107) Die aktionale bzw. Handlungsphase folgt
auf die erfolgreich abgeschlossene Handlungsplanung und beinhaltet die eigentliche Durchführung des Zielverhaltens. Da Intention und Handlung häufig Distraktoren ausgesetzt sind,
steht eine ständige Handlungsdurchführungskontrolle im Fokus, wodurch die Verhaltensänderung aufrechterhalten werden soll. (Lippke & Renneberg, 2006, S. 57) Auch in dieser dritten

Phase kann die Selbstwirksamkeitserwartung einen erheblichen Einfluss auf den Verlauf des Handelns nehmen. (Lippke & Renneberg, 2006, S. 57)

2.4 Patientenschulung in der medizinischen Rehabilitation

Edukative Maßnahmen, wie die Patientenschulung, sind ein zentraler Bestandteil der medizinischen Rehabilitation. (Wolf-Kühn & Morfeld, 2016, S. 64) Patientenschulungen sind interaktive, manualisierte und standardisierte Gruppenprogramme für Menschen mit chronischen Erkrankungen und gehen inhaltlich und methodisch über die reine Wissensvermittlung hinaus. (Zentrum Patientenschulung e. V., 2017) Hiermit sind sie von Maßnahmen zur Patienteninformation, wie der Patientenaufklärung, die sich auf die bloße Informationsvermittlung konzentrieren, abzugrenzen. (Vries & Petermann, 2015, S. 293) Patientenschulungen (oder auch Patientenverhaltenstrainings) legen den Schwerpunkt deutlich auf das Training krankheitsrelevanter Fähigkeiten und Fertigkeiten. (Vries & Petermann, 2015, S. 294) Hauptsächlich werden Patientenschulungen im Rahmen stationärer Rehabilitationsmaßnahmen durchgeführt, doch weitet sich der Einsatz der Schulungsprogramme mittlerweile nach und nach auch auf die stationäre und ambulante akutmedizinische Versorgung aus. (Faller et al., 2016, S. 257) Die Basis der Patientenschulung bildet i. d. R. der „Einsatz wissenschaftlich überprüfter und strukturierter Schulungsprogramme […], die den Patienten darin unterstützen sollen, die vielfältigen Anforderungen im Kontext einer chronischen Krankheit besser zu bewältigen." (Vries & Petermann, 2015, S. 294) Dabei teilt sich die Intervention meist auf mehrere Schulungseinheiten auf, die aus einer Kombination aus Frontalunterricht (z. B. Kurzvorträge) und interaktiven Methoden (z. B. praktische Übungen, Diskussionen, Rollenspiele) bestehen. Für gewöhnlich behandeln die von qualifizierten Schulungskräften (z. B. Ärzte/Ärztinnen, Psycholog*innen) durchgeführten Veranstaltungen krankheitsspezifische Themengebiete und werden in Form von Gruppen mit 8 bis 15 Teilnehmern umgesetzt. (Lange, 2019, S. 318; Wolf-Kühn & Morfeld, 2016, S. 64) Ein wichtiges Leitprinzip der Patientenschulung ist generell die Patientenorientierung. Im Rahmen der Schulungen wird möglichst an den Alltagssituationen der Rehabilitand*innen angeknüpft, sodass die individuellen Wahrnehmungen, Motive und Ziele der Betroffenen aufgegriffen werden. Dieses Vorgehen ist besonders nützlich, um das Engagement während der Rehabilitation zu fördern und den späteren Alltagstransfer nach der Rehabilitation zu erleichtern. (Bitzer et al., 2009, S. 204)

Im Sinne der tertiären Prävention verfolgt die Patientenschulung (wie auch die medizinische Rehabilitation im Allgemeinen) das Ziel, die Folgen chronischer Erkrankungen zu mildern und weitere Verschlechterungen abzuwenden. (Faller et al., 2016, S. 257) Im Kern setzen die

Schulungsprogramme an der Förderung der Selbstmanagementfähigkeiten, des Empower-
ments und der Compliance bzw. Adhärenz an. Patient*innen sollen also den selbstverantwort-
lichen Umgang mit der eigenen Erkrankung (Selbstmanagement) in Kooperation mit professi-
oneller Hilfe erlernen, relevantes Wissen, Fertigkeiten und Kompetenzen erwerben, um fun-
dierte Entscheidungen bezüglich der Lebensführung zu treffen (Empowerment) sowie ver-
stärkt bei der medizinischen Behandlung mitarbeiten können (Compliance/Adhärenz). (Bitzer
& Spörhase, 2015, S. 983) Um die genannten Handlungsziele zu erreichen beinhalten Patientenschulungen meist die Bausteine

- Informationen über die Krankheit und ihre Behandlung,
- Training von Fertigkeiten zum Symptommonitoring,
- Motivierung zu einem gesundheitsförderlichen Lebensstil
  und der Reduktion von Risikoverhalten,
- Verbesserung der Stressbewältigung,
- Training sozialer Kompetenzen, insbesondere für eine
  verbesserte gesundheitsbezogene Kommunikation sowie
- psychische Unterstützung zur Vermeidung von Angst und
  Depressivität. (Faller & Meng, 2016, S. 126)

Abb. 3 zeigt ein Wirkmodell des Zentrums Patientenschulung, welche die obigen Ziele und
Wirkfaktoren integriert. Zusammenfassend richten sich die Schulungsprogramme primär an
die Beeinflussung der Komponenten Wissen, Fertigkeiten, Motivation und Einstellung, um zunächst das Selbstmanagement und Empowerment zu fördern. Hierüber lässt sich langfristig
auch das Gesundheitsverhalten sowie die Compliance verbessern, sodass schließlich auch
indirekt Ziele, wie Funktionsfähigkeit und Morbidität, erreicht werden können. Am Ende dieser
Wirkungskette steht letztlich die Verbesserung der Lebensqualität und Teilhabe. Diese finalen
Ziele können jedoch nur dann erreicht werden, wenn die jeweils vorgeordneten Ziele erfüllt
sind und sich personen- und/oder umweltbezogene Rahmenfaktoren nicht störend auf die Zie-
lerreichung ausüben. (Zentrum Patientenschulung e. V., 2017)

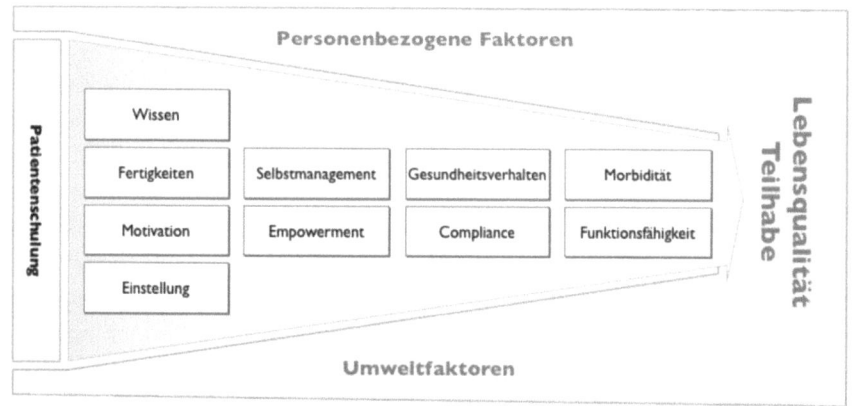

Abb. 3   Ein Wirkmodell zur Patientenschulung
(Quelle: Zentrum Patientenschulung e. V., 2017)

Für die theoretische Untermauerung der Wirkungsweise und Ziele der Patientenschulung werden außerdem meist Konzepte und Modelle der Verhaltensänderung herangezogen, wie sie in Kapitel 2.3.2 beispielhaft vorgestellt wurden. Daher soll an dieser Stelle nicht noch einmal darauf eingegangen werden. (Vries & Petermann, 2015, S. 295; Wolf-Kühn & Morfeld, 2016, S. 65)

2.5 Zusammenfassung des Theorieteils

Im ersten Teil dieser Arbeit wurden die theoretischen Grundlagen zu den relevanten Themengebieten aufgearbeitet und die Zusammenhänge zwischen zentralen Aspekten dargestellt. An dieser Stelle sollen nochmals die wichtigen Erkenntnisse des Theorieteils zusammengefasst werden. Chronische Erkrankungen bestehen meist langfristig und können nicht vollständig geheilt werden, wodurch sich i. d. R. schwerwiegenden Beeinträchtigungen in Bezug auf Teilhabe und Lebensqualität ergeben. (Wirtz, 2021) Dabei ist allen Erkrankungen dieser Art gemein, dass die Ätiologie multifaktoriell bedingt ist. (Krämer & Bengel, 2016, S. 26) Besonders hervorzuheben ist der Lebensstil, welcher die Entstehung und den Verlauf verschiedener chronischer Krankheiten entscheidend beeinflussen kann. So ist beispielsweise bekannt, dass bestimmte Lebensstilfaktoren, wie eine ungesunde Ernährung, Bewegungsmangel oder Adipositas die Entstehung von Typ-2-Diabetes (mit)verursachen können. (Sagner & Schulz, 2012, S. 1708) Im Rahmen medizinischer Rehabilitation werden Menschen mit chronischen Erkrankungen bei der Wiedereingliederung in den Alltag und den Beruf unterstützt. Der Fokus liegt hierbei auf den Ebenen der Funktionen und Körperstrukturen, Aktivitäten und Teilhabe.

(Petermann, 2021) Interventionen der medizinischen Rehabilitation sollen die langfristigen Folgen und eine Verschlechterung der Krankheit vorbeugen und zielen häufig auf eine Verhaltensänderung ab. (Buschmann-Steinhage & Widera, 2016, S. 16) Entsprechende Modelle, wie die Theorie des geplanten Verhaltens oder das HAPA liefern theoretische Ansatzpunkte, die die Vorgänge bezüglich einer Verhaltensänderung erklären. Wichtige Determinanten für die Intentionsbildung und/oder Handlungsdurchführung sind z. B. Selbstwirksamkeitserwartung, Risikowahrnehmung oder Ergebniserwartung. (Vogel & Faller, 2016, 334, 338) Ein Beispiel für eine medizinisch rehabilitative Maßnahme, die u. a. eine Verhaltens- bzw. Lebensstiländerung der Rehabilitand'*innen anstrebt, ist die Patientenschulung. Hierbei handelt es sich um interaktive, manualisierte und standardisierte Gruppenprogramme, die sich auf das Training krankheitsrelevanter Fähigkeiten und Fertigkeiten konzentriert und das Gesundheitsverhalten verbessern sollen. (Zentrum Patientenschulung e. V., 2017) Zusammenfassend setzen die Inhalte solcher Schulungen am Wissen, den Fertigkeiten, der Motivation und den Einstellungen der Teilnehmer*innen an, um die Selbstmanagementfähigkeiten, das Empowerment und die Compliance zu fördern. Insgesamt wird hierüber die Verbesserung der Lebensqualität und Teilhabe angestrebt. (Zentrum Patientenschulung e. V., 2017)

3. Anwendungsteil

3.1 Veränderung des Lebensstils durch Patientenschulungen

Wie im Theorieteil bereits dargestellt soll im Rahmen der Patientenschulung eine heterogene Bandbreite an Zielen erreicht werden. Unter anderem wird versucht das Gesundheitsverhalten der Rehabilitand*innen zu beeinflussen. So soll eine Patientenschulung beispielsweise zu einer langfristigen gesundheitsorientierten Verhaltensänderung und einem gesundheitsgerechten Lebensstil (z. B. körperliche Aktivität, gesunde Ernährung, Reduktion von Risikoverhalten wie Rauchen) motivieren, was zu einer besseren Krankheitsbewältigung beiträgt. (Küffner et al., 2017, S. 2) Als Ausgangspunkt und Kernelement wird jedoch die Förderung von Empowerment und Selbstmanagement gesehen. In Bezug auf Lebensstilanpassungen sind diese Fähigkeiten sinnvoll, da sie z. B. eigenständige und informierte Entscheidungen bezüglich bestimmter Lebensstilveränderungen in die Wege leiten können. (Faller et al., 2015, S. 603) Ebenso wie das Gesundheitsverhalten sind aber auch Empowerment und Selbstmanagement distale Ziele, d. h. solche, die nur mittelbar über proximale Ziele erreicht werden können. Es gilt also Faktoren zu stärken, die dann den weiter entfernt liegenden Effekt vermitteln sollen. Unmittelbar zu beeinflussen sind z. B. die Vermittlung von Wissen oder das Einüben von Fertigkeiten. (Küffner et al., 2017, S. 4)

Daraus lässt sich ableiten, dass es eine theoretische Grundlage geben muss, um schulungsferne Ziele über Wirkzusammenhänge mit schulungsnahen Faktoren zu verknüpfen. Diese Grundlage bilden gesundheitspsychologische Theorien der Verhaltensveränderung, welche im Theorieteil beispielhaft vorgestellt wurden. Zusammenfassend erklären solche Modelle, wann und warum eine Person gesundheitsförderliches Verhalten zeigt und über welche Einflussfaktoren bzw. Determinanten diese Prozesse gefördert werden können. (Küffner et al., 2017, S. 4) Viele Programme streben die Förderung der Motivation für eine Verhaltensänderung an (in anderen Worten die Intentionsbildung). In Anlehnung an das HAPA aus dem Theorieteil könnten die Determinanten Selbstwirksamkeitserwartung und Handlungsergebniserwartung genutzt werden, um die Intentionsbildung z. B. in Bezug auf eine Verbesserung der körperlichen Aktivität zu unterstützen. Die „Taxonomie für Techniken der Verhaltensänderung (BCT, behaviour change techniques)" beschreibt 93 distinkte Techniken für die Anwendung im Rahmen von Interventionen und überbrückt damit die noch verbleibende Lücke zwischen Interventionsmethode und Verhaltensdeterminante. So könnte die Technik „Kosten-Nutzen-Analyse durchführen" angewandt werden, um die Handlungsergebniserwartung bezogen auf körperliche Aktivität zu beeinflussen. (Küffner et al., 2017, S. 5) Eine strukturierte Entscheidungsfindung, bei der die Vor- und Nachteile einer Lebensstiländerung sorgfältig abgewägt werden und sich Patient*innen mit dem konkret vorstellbarem Aufwand und dem zu erwartenden Gewinn auseinandersetzen, kann die Nachhaltigkeit und Tragfähigkeit einer Entscheidung steigern. (Maier, 2012, S. 29) Gruppendiskussionen unterstützen diesen Prozess, da hierbei der Austausch mit anderen Betroffenen stattfindet, wodurch beispielsweise neue Vorteile einer Lebensstiländerung entdeckt werden können und Nachteile durch die Erfahrungen anderer als weniger bedeutsam erlebt werden. (Faller et al., 2015, S. 605) Neben der Handlungsergebniserwartung setzen einige Programme außerdem an der Risikowahrnehmung an, bemühen sich also darum, dass Patient*innen die nötigen Informationen erhalten, um ihr eigenes Erkrankungsrisiko einschätzen zu können. (Maier, 2012, S. 29) Neben der Motivierung zu einem gesundheitsförderlichem Lebensstil (Motivation) ist eine weitere wichtige Säule die Unterstützung bei der anschließenden Planung des angestrebten Verhaltens (Volition). Sinnvoll ist in diesem Kontext das Aufstellen sog. Handlungspläne (Wann-Wie-Wo-Pläne). (Faller et al., 2015, S. 605) Beispielsweise könnte sich eine Patientin/ ein Patient vornehmen „jeden Montag- und Donnerstagmorgen eine 30-minütige Runde am nahegelegenen See joggen zu gehen", anstatt sich nur vorzunehmen sich mehr zu bewegen. Um den Alltagstransfer noch weiter zu unterstützen, können außerdem Bewältigungspläne erstellt werden, im Rahmen dessen mögliche Hindernisse und Schwierigkeiten (z. B. motivationale und äußere Barrieren) im Vornherein thematisiert werden. (Faller et al., 2015, S. 606; Faller & Meng, 2016, S. 128)

3.2 Evidenzlage von Patientenschulungen

Die allgemeine Wirksamkeit von Patientenschulungen ist für viele verschiedene chronische Krankheitsbilder, wie Diabetes Mellitus, Herz-Kreislauf-Erkrankungen (z. B, koronare Herzkrankheit), Krankheiten der Atmungsorgane (z. B. Asthma Bronchiales), Krankheiten des Bewegungsapparates (z. B. chronische Rückenschmerzen) oder Krebserkrankungen, belegt. Auf Basis einer Vielzahl an systematischen Reviews und Metaanalysen, welche auf randomisierten kontrollierten Studien fußen, wurde die Patientenschulung in die Behandlungsleitlinien aufgenommen. (Faller & Meng, 2016, S. 130) Dabei können einzelne Merkmale genannt werden, die die Wirksamkeit von Schulungsprogrammen verstärken. So sind z. B. laut Sudre et al. (1999) verhaltensmedizinische bzw. lernpsychologische Komponenten und eine Ausrichtung auf Verhaltensänderungen besonders effektiv. In einem Review von Miller und Bauman (2014) wird auch auf die Bedeutsamkeit einer expliziten Erarbeitung der Zielsetzung des Patienten hinsichtlich seines gesundheitsförderlichen Verhaltens eingegangen. Ebenso wichtig scheint der Einbezug des Patienten und die damit verbundene Orientierung an den Bedürfnissen, Fertigkeiten und Ressourcen des Patienten. Eine große Rolle spielt nicht zuletzt die Förderung der Selbstwirksamkeit, z. B., indem neue Verhaltensweisen im Rahmen von Rollenspielen erprobt werden. (Faller et al., 2016, S. 259) Im Rahmen dieser Hausarbeit ist insbesondere die Eignung von Patientenschulungen für Lebensstiländerungen von Relevanz. Im Folgenden soll daher ein systematisches Review mit Metaanalyse von Shi et al. (2022) vorgestellt werden, welches die Effektivität strukturierter Patientenschulungen in Bezug auf Veränderungen des Gesundheitsverhaltens und krankheitsbezogenem Wissen von Erwachsenen mit koronarer Herzkrankheit (CHD, coronary heart desease) untersucht.

3.3 Effekt von Patientenschulungen auf Veränderungen des Gesundheitsverhaltens bei Erwachsenen mit CHD

CHD ist die verbreitetste Herzerkrankung im Erwachsenenalter, gilt weltweit als die häufigste Todesursache (WHO, 2020, S. 1) und geht mit hohen Belastungen für die Betroffenen, deren Familien und das Gesundheitssystem einher. Lebensstilbedingte Risikofaktoren tragen zu 80 – 90 % aller CHD-Todesfälle bei, bei denen die Betroffenen wenigstens einem Risikofaktor ausgesetzt waren. Bei ¾ dieser Fälle hätten die Erkrankten ihren Tod durch angemessenes Gesundheitsverhalten verhindern können. (Shi et al., 2022, S. 2) Gesundheitsverhalten bedeutet in diesem Kontext die Minderung von Risikofaktoren durch Anpassungen des Lebensstils, was sich schließlich gesundheitsförderlich auswirkt. Hierzu zählt beispielsweise das

Rauchen aufzugeben, die physische Aktivität zu erhöhen, sich gesünder zu ernähren oder verschriebene Medikamente ordnungsgemäß einzunehmen. Es wird davon ausgegangen, dass die Umsetzung entsprechender Lebensstilanpassungen ein angemessenes krankheitsbezogenes Wissen voraussetzt. (Shi et al., 2022, S. 2) Trotz der eindeutigen Belege für die Wichtigkeit von angemessenem Gesundheitsverhalten befolgen nur etwa die Hälfte aller CHD-Patient*innen die Grundsätze eines gesundheitsförderlichen Lebensstils. Hieraus ergibt sich die Relevanz von wirksamen Programmen zur Patientenschulung. (Shi et al., 2022, S. 2)

Die Studie, die an dieser Stelle vorgestellt werden soll, untersuchte kurz- und mittel- bzw. langfristigen Effekte (<6 und 6-12 Monate Follow-up) von sekundärpräventiven Patientenschulungen sowie den relativen Effekt der Interventionsdauer auf das Gesundheitsverhalten Erwachsener mit CHD. Bei dem Studiendesign handelt es sich um ein systematisches Review mit Meta-Analyse, welches unter Einhaltung der PRISMA-Leitlinien (Preferred Reporting Items for Systematic Reviews and Meta-Analyses) erstellt wurde. Insgesamt wurden hierfür sieben elektronische Datenbanken (CINHAL, Medline, PubMed, PsycINFO, Emcare, Embase, Cochrane Central Register of Controlled Trials) durchsucht, wobei Artikel bis zum Erscheinungsdatum Juli 2020 integriert wurden. Im Rahmen einer Schneeballhandsuche verwendete Suchbegriffe basierten auf den drei thematischen Konzepten „Bedingungen" (kardiologische und rehabilitative), „Patientenschulung" und „Ergebnisse". (Shi et al., 2022, S. 3)

Die Auswahlkriterien für die Studie setzten u. a. ein randomisiertes kontrolliertes Design, eine Stichprobe bestehend aus Erwachsenen mit CHD einschließlich akutem Koronarsyndrom (ACS), welche sekundärpräventive edukative Interventionen bezüglich der Behandlung, Genesung und/ oder Rehabilitation von CHD erhielten, sowie Kontrollgruppen mit gewöhnlicher Behandlung, voraus. Außerdem sollten die Artikel entweder auf Englisch, Portugiesisch, vereinfachtem Chinesisch oder Spanisch veröffentlicht sein. Ausgeschlossen wurden dahingegen solche Artikel, bei welchen der Schwerpunkt der Interventionen nicht auf der CHD-Sekundärprävention lag, die Interventionen nicht strukturiert waren oder keine separaten Daten zu CHD-Patienten vorlagen. (Shi et al., 2022, S. 3) Unter Befolgung der Leitlinien aus dem Cochrane Handbuch für systematische Reviews zu Interventionen fand eine Einschätzung der Qualität und des Risikos für systematische Verzerrungen (Bias) statt. Die Studien wurden u. a. auf Stichprobenfehler, Verzerrungen durch Studienabbrecher oder Verzerrungen in der Berichterstattung geprüft und das Risiko jeweils als niedrig, hoch oder unklar (bei unvollständigen Informationen) eingestuft. (Shi et al., 2022, S. 3–4) Mithilfe der GRADE-Methodik (Grading of Recommendations, Assessment, Development and Evaluation) konnte dann der Evidenzgrad für die einzelnen Ergebnisse der Studien festgestellt werden. Die aus den Studien entnommenen Daten wurden einschließlich der Stichprobengröße, des Qualitätsgrads, der

Interventionsmerkmale und anderer relevanter Kriterien in einem zuvor entwickelten Code-buch gesammelt. (Shi et al., 2022, S. 4)

Die Software Comprehensive Meta-Analysis (CMA) ist zur statistischen Analyse gemäß der Richtlinien des Cochrane-Handbuchs genutzt worden. Verwendete Effektmasse sind die stan-dardisierte Mittelwertsdifferenz (SMD) für kontinuierliche Variablen und das relative Risiko (RR) für dichotome Ergebnisse. Die Heterogenität wurde anhand der I^2-Statistik für alle Ana-lysen bewertet. Um eine Gesamteinschätzung des Behandlungseffekts zu erhalten, wurden die Ergebnisse der unterschiedlichen Studien möglichst kombiniert. Hierfür wurden Random-Effects-Modelle mithilfe der inverser-Varianz-Methode angewendet. Darüber hinaus wurde der Einfluss der Interventionsdauer mittels Meta-Regressionsanalysen untersucht. (Shi et al., 2022, S. 4)

Insgesamt umfasste das Review schließlich 73 Artikel, welche von 71 unterschiedlichen Stu-dien mit zusammengenommen 24,985 Versuchspersonen berichten. Das Durchschnittsalter betrug in etwa 60 Jahre und es handelte sich um überwiegend männliche Probanden (73 %). Die Studien stammen aus unterschiedlichen Ländern und decken Asien, Europa und Ozeanien ab. (Shi et al., 2022, S. 4) In Bezug auf die Interventionen lässt sich sagen, dass ca. ein Drittel in ein übergreifendes Programm mit mehreren Komponenten eingebettet war, wobei weniger als die Hälfte auf einem theoretischen Modell oder einer Theorie basierten. Inhaltlich lag der Schwerpunkt der Interventionen zumeist auf den Themenbereichen Lebensstil und Risikofak-toren gefolgt von Krankheitswissen und Medikation. (Shi et al., 2022, S. 4) Das meistgenutzte Setting war das Krankenhaus, wobei die Durchführung teilweise Zuhause stattfand. Am häu-figsten übernahmen Krankenpfleger die Durchführung der Interventionen, gefolgt von multidis-ziplinären Teams. Bei einer durchschnittlichen Dauer von vier Monaten kamen meist individu-elle Telefongespräche, Selbsthilfebücher, aber auch Einzel- und Gruppengespräche zum Ein-satz. (Shi et al., 2022, S. 4–5)

Die Ergebnisse der Studie weisen darauf hin, dass Patientenschulungen signifikante Effekte in Bezug auf Krankheitswissen und Gesundheitsverhalten sowohl zum <6 als auch zum 6 – 12 Monate Follow-up erzielen. (Shi et al., 2022, S. 21) Betrachtete Effekte auf das Gesund-heitsverhalten umfassen das Rauchverhalten, die Einnahmetreue von Medikamenten, die phy-sischen Aktivität und das Ernährungsverhalten. (Shi et al., 2022, S. 14–21) Besonders hervor-stechend sind die kurzfristigen Verbesserungen des Ernährungsverhaltens: Personen aus den Interventionsgruppen wiesen eine dreifach so hohe Wahrscheinlichkeit auf sich nach Ende der Schulung gesund zu ernähren. (Shi et al., 2022, S. 21) Ebenso war die Wahrscheinlichkeit für Veränderungen der physischen Aktivität und der Einnahmetreue von Medikamenten immerhin doppelt so hoch als in den Kontrollgruppen. (Shi et al., 2022, S. 21) Zusammenfassend lässt sich außerdem berichten, dass eine Interventionsdauer von über drei Monaten im Vergleich zu kürzeren Programmen insbesondere langfristig (6 - 12 Monate Follow-up) signifikante Ergebnisse bezüglich des Krankheitswissens und der physischen Aktivität erzielen kann. (Shi et al., 2022, S. 21) Anl. 1 und 2 beinhalten die zusammengefassten Ergebnisse in Tabellenform.

4. Diskussion

4.1 Gesundheitsbezogene Barrieren und Barrierenmanagement

Gesundheitsbezogene Barrieren beschreiben „jene Hindernisse, die die Ausübung eines Gesundheitsverhaltens (z. B. körperliche Aktivität) erschweren bzw. verhindern können." (Krämer, 2021) Solche Barrieren können entweder die Intentionsbildung behindern (z. B. negative Ergebniserwartungen) und sich als präintentionale Barriere abbilden oder auch die Umsetzung der bereits bestehenden Intention behindern (z. B. Wetter oder Müdigkeit) und sich damit als postintentionale Barriere abbilden. (Krämer, 2021) I. d. R. gelingt den Rehabilitand*innen der Motivationsaufbau zur Verhaltensänderung während rehabilitativer Maßnahmen sehr gut (Krämer & Göhner, 2016, S. 118), sodass insbesondere Barrieren auf postintentionaler Ebene hervorzuheben sind. Sobald die Rehabilitand*innen eine Änderungsintention also eine ausreichende Motivation aufgebaut haben, ist der Grundstein zur Lebensstiländerung gelegt. Doch gerade die Umsetzung des geplanten Verhaltens, also der Alltagstransfer, kann mit einigen Problemen verbunden sein. (Krämer & Göhner, 2016, S. 123) In der Praxis werden daher möglichst schon während der Rehabilitation Fähigkeiten vermittelt, die beim späteren Umgang mit Schwierigkeiten und Barrieren unterstützen können. (Krämer & Göhner, 2016, S. 123) Im Folgenden sollen typische Barrieren und entsprechende Barrierenmanagement-Strategien diskutiert werden.

Eine detaillierte Handlungsplanung ist der erste Schritt, um eine Verhaltensabsicht zu konkretisieren und umzusetzen. Doch auch eine optimale Planung kann im Alltag auf ihre Grenzen stoßen, wenn situative Barrieren aufkommen. Situative Barrieren sind physikalische, soziale und psychologische Randbedingungen, welche die Umsetzung der Verhaltensintention erschweren bzw. gefährden und sich sowohl innerlich (z. B. Stimmung) als auch äußerlich (z. B. Wetter) äußern können. (Krämer & Göhner, 2016, S. 118) Der erste Schritt, um die Rehabilitand*innen für situative Barrieren zu sensibilisieren, ist es die potenziellen Barrieren individuell in einem therapeutischen Setting zu eruieren. Hierfür kann zunächst auf bisherige Erfahrungen zurückgegriffen werden. Hat der/die Patient*in bereits versucht, das Verhalten umzusetzen? Welche Faktoren haben die Umsetzung erschwert oder verhindert? Für welche Barrieren ist die Person bei der Umsetzung anderer Vorhaben im Alltag anfällig? Überwiegen hierbei eher innere oder äußere Barrieren? Anschließend wird auf die Identifikation von Barrieren mithilfe der Vorstellungskraft übergegangen. Der/die Rehabilitand*in soll sich hierfür in die Situationen, die im Handlungsplan konkretisiert sind, hineinversetzen und mögliche Barrieren suchen, die z. B. zu der geplanten Zeit oder an dem geplanten Ort aufkommen könnten. Welche äußeren Einflüsse und welche Gefühlslagen könnten die Person beeinflussen? Sinnvoll ist auch die Berücksichtigung der Stunden vor der eigentlichen Verhaltensausführung. Nach einem langen Arbeitstag fällt es womöglich schwerer sich sportlich zu betätigen oder sich ein gesundes Essen zuzubereiten als an einem freien Tag. (Krämer & Göhner, 2016, S. 119) Insgesamt kann die Methode der geleiteten Imagination bei der Vergegenwärtigung der Situation helfen, um realistische Barrieren zu definieren. Wenn der/die Patient*in keine oder kaum Barrieren benennt, ist es als Therapeut*in wichtig die Normalität von Barrieren und deren Auftretenswahrscheinlichkeit zu normalisieren. Es kann auch hilfreich sein weitere Beispiele zu nennen oder den Gegenstand zu strukturieren (z. B. Barrieren im Jahresverlauf). Tritt der Fall ein, dass enorm schwerwiegende Barrieren erkannt werden, die sich nicht lösen lassen, kann es ggf. sinnvoll sein den Handlungsplan anzupassen. (Krämer & Göhner, 2016, S. 119–120)

Darauf aufbauend werden im nächsten Schritt gemeinsam Strategien entwickelt, die einen konstruktiven Umgang mit den Barrieren ermöglichen. Die Patient*innen sollen lernen, ihre materielle und soziale Umwelt sowie die eigenen Gedanken und Gefühle so zu steuern, dass sie der Umsetzung der Pläne nutzen. Hierbei ist das akute Barrierenmanagement nötig, wenn sich die Person bereits in einer Risikosituation befindet und adäquat reagieren muss. Das präventive Barrierenmanagement zielt dahingegen darauf ab, potenziell riskante Situationen von vornherein zu umgehen. (Krämer & Göhner, 2016, S. 120) Für beide Arten von Barrierenmanagement existieren viele verschiedene Methoden. Möchte ein/e Rehabilitand*in beispielsweise regelmäßig Sport treiben, kann zusammen mit dem/der Therapeut*in vereinbart werden, dass sich die Person bei wenig Motivation vor dem Training noch einmal die Vorteile des Sporttreibens vor Augen hält (Nachmotivieren) und einen Motivationssatz nutzt (Selbstinstruktion). Präventiv bietet es sich u. a. an, Hinweisreize in den Alltag einzubauen (Wecker zur Erinnerung) oder vorausschauend ein Fitnessstudio auszuwählen, dass leicht zu erreichen ist und passende Öffnungszeiten hat (Hindernisse minimieren). (Krämer & Göhner, 2016, S. 121) Ähnlich wie bei der Identifikation von potenziellen Barrieren kann auch bei der Erarbeitung nützlicher Strategien in zwei Schritten vorgegangen werden, indem zunächst bereits bestehende Ressourcen reaktiviert werden, die zuvor in ähnlichen Situationen funktioniert haben, bevor mit Imaginationstechniken gearbeitet wird. (Krämer & Göhner, 2016, S. 120) Wichtig ist auch hier wieder, dass der/die Therapeut*in nur eine unterstützende und strukturierende Funktion einnimmt und den/die Patient*in dazu ermutigt, möglichst persönliche und alltagsnahe Strategien zu entwerfen. (Krämer & Göhner, 2016, S. 120) Dies gilt insbesondere für den Fall, dass der/die Patient*in dazu neigt, ausschließlich vorgeschlagene Strategien zu übernehmen. Beispiele sollten dann nur zurückhaltend genannt werden. Ein Problem kann sich auch ergeben, wenn als „Strategie" gesundheitsschädliches Verhalten vorgeschlagen wird, wie der Konsum von Alkohol oder Tabak. Solche Strategien sollten sofort unterbunden und die Erarbeitung von nichtgesundheitsschädlichen Alternativen gefördert werden. (Krämer & Göhner, 2016, S. 121)

Nach Entlassung der Rehabilitand*innen in ihren Alltag ist Selbstbeobachtung wichtig, um den Soll-Zustand entsprechend des erarbeiteten Handlungsleitfadens mit dem tatsächlichen Verhalten, also dem Ist-Zustand abzugleichen. (Krämer & Göhner, 2016, S. 122) Im Rahmen des therapeutischen Settings sollten die Patient*innen für die Aufgabe der Selbstbeobachtung vorbereitet werden. Nützlich sind hierfür Tools, wie Arbeitsblätter zur Protokollierung der Planerfüllung. Außerdem können sog. Verstärkerpläne genutzt werden, um die Selbstverstärkung bei Planerfüllung mithilfe von Belohnungen zu fördern. (Krämer & Göhner, 2016, S. 122) Unausweichlich ist meist auch die Auseinandersetzung mit potenziellen Fehltritten und Misserfolgen. Abweichungen vom Plan sollten unbedingt offen als normale Bestandteile des Veränderungsprozesses kommuniziert werden. Gleichzeitig kann den Rehabilitand*innen ein bewusster Umgang mit Ausrutschern nahegelegt werden. Oftmals kommt es unbewusst dazu, dass ein Ausrutscher auf internale, stabile und unkontrollierbare Einflüsse zurückgeführt wird (z. B. „Ich bin einfach nicht willensstark genug"), was dann schnell zu einem vollständigen Rückfall in alte Verhaltensmuster führt. Um das Selbstvertrauen in solch einem Moment zu schützen, bietet es sich an den Fokus auf externe Bedingungen zu legen, die den Rückfall ausgelöst haben könnten (z. B. besonders stressiger Tag). Darüber hinaus können sich dabei Ansätze ergeben, um neue auf die externen Einflüsse ausgerichteten Strategien des Barrierenmanagements erarbeiten zu können. (Krämer & Göhner, 2016, S. 123)

4.2 Kritische Reflexion des eigenen Vorgehens

Die Arbeit beantwortet grundlegend alle Teilfragen der Aufgabenstellung. Im Theorieteil wurden die wichtigen Grundlagen aufgearbeitet und wichtige Kernbegriffe, wie „Lebensstil" und „Chronische Erkrankung" definiert. Außerdem konnte der Kontext, nämlich die medizinische Rehabilitation, in welchem die Thematik betrachtet werden soll, knapp geschildert werden. Da davon ausgegangen wurde, dass im Anwendungsteil gesundheitspsychologisches Grundwissen von Vorteil ist, wurden in einem Unterkapitel beispielhaft Modelle der Verhaltensänderung vorgestellt. Diese Entscheidung hat sich als sinnvoll erwiesen. Insbesondere das HAPA konnte später wiederholt aufgegriffen und angewendet werden. Die Auseinandersetzung mit dem Thema „Patientenschulung" erfolgte sowohl im Theorieteil als auch im Anwendungsteil. So sollte die Intervention zunächst allgemein als Bestandteil der medizinischen Rehabilitation vorgestellt werden, um im Anwendungsteil den klaren Bezug auf Lebensstiländerungen hervorzuheben. Allerdings wurden einzelne Aspekte, wie die Didaktik sowie die Rolle des Dozenten nicht im Detail beleuchtet.

In Bezug auf die Wirksamkeit von Patientenschulungen sollte zunächst ein grober Überblick über die allgemeine Evidenzlage gegeben werden. Hierbei stellte sich heraus, dass die Effektivität der Patientenschulung als bestätigt gilt und für diverse Krankheitsbilder als wirksam eingestuft wird. Die in der Hausarbeit verwendeten Quellen, welche das Thema Patientenschulung behandelten, beinhalteten jedoch kaum spezifische Informationen zur Eignung im Kontext von Lebensstiländerungen. Daher wurde ein aktuelles Review mit Metaanalyse herangezogen, das genau hierauf eingeht. Es muss jedoch beachtet werden, dass die Ergebnisse krankheitsspezifisch sind und sich somit nicht uneingeschränkt generalisieren lassen. Das Integrieren mindestens einer weiteren empirischen Studie hätte die Argumentation gefestigt. Da jedoch Wert darauf gelegt wurde, das Review möglichst detailliert zu beschreiben und eine weitere empirische Studie den Rahmen gesprengt hätte, wurde auf diese Möglichkeit verzichtet. Des Weiteren berücksichtigen die meisten Studien andere Kriterien zur Beurteilung der Wirksamkeit als den Effekt auf das Gesundheitsverhalten/ den Lebensstil.

Im ersten Teil der Diskussion wurde zuletzt noch auf potenzielle Barrieren eingegangen, die im Laufe des Veränderungsprozesses auftreten können. Der Fokus wurde hierbei klar auf Barrieren beim Alltagstransfer einer geplanten Verhaltensänderung gelegt, da hierbei üblicherweise die meisten Probleme bestehen. Es wurde deutlich, dass schon während der Rehabilitation im therapeutischen Setting die Bewältigungsplanung thematisiert werden sollte, damit die Rehabilitand*innen nach Entlassung selbstständig auf Hindernisse reagieren bzw. diese umgehen können. An dieser Stelle soll darauf hingewiesen werden, dass Psycholog*innen teilweise auch schon im Rahmen der Intentionsbildung auf Widerstände von Seiten der Patient*innen stoßen. Dies wurde nicht weiter ausgeführt, da die Bildung einer Verhaltensabsicht im Rahmen der Patientenschulung i. d. R. bereits schwerpunktmäßig angestrebt wird. Schlussfolgernd soll der Leser also insbesondere für Hindernisse sensibilisiert werden, die erst nach Ende der Intervention aufkommen.

5. Fazit und Ausblick

Die vorliegende Hausarbeit sollte untersuchen, inwiefern sich Patientenschulungen dazu eignen, Lebensstiländerungen bei Rehabilitand*innen mit chronischen Erkrankungen zu bewirken. Dafür sollte einerseits geprüft werden, auf welche Weise Patientenschulungen das Gesundheitsverhalten erreichen können und andererseits, ob sich Effekte auf das Gesundheitsverhalten auch empirisch belegen lassen. Es stellte sich heraus, dass die Patientenschulung nur indirekt das Gesundheitsverhalten bzw. den Lebensstil beeinflussen kann. Direkt beeinflusst wird zunächst „nur" das Wissen, die Fertigkeiten, die Motivation und die Einstellung der Teilnehmer*innen. Hierüber sollen Selbstmanagement und Empowerment gefördert werden, die sich dann langfristig betrachtet auch positiv auf distale Ziele, wie das Gesundheitsverhalten auswirken. Daher wurden auf Basis gesundheitspsychologischer Modelle Faktoren abgeleitet, die im Rahmen der Schulung beeinflusst werden können und wiederum einen Einfluss auf das Gesundheitsverhalten ausüben. Wichtige Determinanten für die Motivierung zu einer Lebensstiländerung sind u. a. die Selbstwirksamkeitserwartung, die Handlungsergebniserwartung oder Risikowahrnehmung. In der Praxis wird z. B. auf die Taxonomie für Techniken der Verhaltensänderung zurückgegriffen, um mithilfe geeigneter Strategien die Verhaltensdeterminanten im Rahmen des Schulungsprogramms anzusprechen. Im nächsten Schritt wurde ein systematisches Review mit Metaanalyse herangezogen, um Aussagen zur Wirksamkeit der Patientenschulung in Bezug auf Lebensstiländerungen treffen zu können. Es konnte geschlussfolgert werden, dass Patientenschulungen signifikante Effekte in Bezug auf das Gesundheitsverhalten erzielen. Die Ergebnisse beziehen sich auf das Rauchverhalten, die Einnahmetreue von Medikamenten, die physische Aktivität sowie das Ernährungsverhalten und betreffen sowohl kurz- als auch langfristige Effekte.

In der Hausarbeit konnte also im Groben beantwortet werden, wie Patientenschulungen dazu genutzt werden können das Gesundheitsverhalten positiv zu beeinflussen. Hierbei wurde nur knapp darauf hingewiesen, dass bestimmte Techniken existieren, die dies im Detail ermöglichen, sodass das Thema dahingehend noch vertieft werden könnte. Interessant wäre es zu erfahren, auf welcher theoretischen Grundlage diese einzelnen Teilelemente der Patientenschulung (gemeint sind Techniken, wie die „Kosten-Nutzen-Analyse") jeweils basieren und welche Techniken besonders wirksam sind. Vor dem Hintergrund des Leitprinzips der Patientenorientierung stellt sich außerdem die Frage, ob sich je nach Krankheitsbild, Art des Zielverhaltens, etc. Unterschiede in der Art und Weise ergeben, wie ein/e Patient*in bestmöglich im Prozess der Verhaltensänderung unterstützt werden kann und, wenn ja, ob dies bereits ausreichend berücksichtigt wird. Eignen sich beispielsweise spezifische Techniken bei bestimmten Personengruppen besser als bei anderen? Oder unterscheidet sich vielleicht sogar die Bedeutsamkeit einzelner Verhaltensdeterminanten in Abhängigkeit individueller Variablen? Insgesamt lässt sich sagen, dass Patientenschulungen ein wichtiger Standard in der medizinischen Rehabilitation sind und eine wertvollen Beitrag zur Förderung von notwendigen Lebensstilanpassungen darstellen. Die Veränderung des gewohnten Verhaltens im Alltag birgt viele komplexe Herausforderungen und Schwierigkeiten, sodass Rehabilitand*innen so individuell und umfassend wie möglich unterstützt werden sollten.

6. Literaturverzeichnis

Augurzky, B., Reichert, A. R. & Scheuer, M. (2011). *Faktenbuch Medizinische Rehabilitation 2011. Heft 66* (Faktenbuch Medizinische Rehabilitation, Bd. 2011). Essen: RWI. https://doi.org/61139

Becker, F. & Morfeld, M. (2019). Versorgungsleistungen in der Rehabilitation. In R. Haring (Hrsg.), *Gesundheitswissenschaften* (Springer Reference Pflege – Therapie – Gesundheit, 2. Aufl., S. 597–608). Berlin: Springer.

Bitzer, E. M., Dierks, M. L., Heine, W., Becker, P., Vogel, H., Beckmann, U. et al. (2009). Teilhabebefähigung und Gesundheitskompetenz in der medizinischen Rehabilitation - Empfehlungen zur Stärkung von Patientenschulungen. *Die Rehabilitation* [Empowerment and health literacy in medical rehabilitation - recommendations for strengthening patient education], *48*(4), 202–210. https://doi.org/10.1055/s-0029-1231060

Bitzer, E. M. & Spörhase, U. (2015). Gesundheitskompetenz in der medizinischen Rehabilitation und die Bedeutung für die Patientenschulung. *Bundesgesundheitsblatt, Gesundheitsforschung, Gesundheitsschutz* [Health Literacy and patient education in medical rehabilitation], *58*(9), 983–988. https://doi.org/10.1007/s00103-015-2205-7

Brinkmann, R. (2014). *Angewandte Gesundheitspsychologie* (1. Aufl.). Halbergmoos: Pearson.

Buschmann-Steinhage, R. & Widera, T. (2016). Grundlagen der Rehabilitation. In J. Bengel & O. Mittag (Hrsg.), *Psychologie in der medizinischen Rehabilitation. Ein Lehr- und Praxishandbuch* (1. Aufl., S. 13–24). Berlin: Springer.

Faller, H., Ehlebracht-König, I. & Reusch, A. (2015). Empowerment durch Patientenschulung in der Rheumatologie. *Zeitschrift fur Rheumatologie* [Empowerment by patient education in rheumatology], *74*(7), 603–608. https://doi.org/10.1007/s00393-014-1558-x

Faller, H. & Meng, K. (2016). Patientenschulung. In J. Bengel & O. Mittag (Hrsg.), *Psychologie in der medizinischen Rehabilitation. Ein Lehr- und Praxishandbuch* (1. Aufl., S. 125–134). Berlin: Springer.

Faller, H., Richard, M., Brunnhuber, S., Neuderth, S., Wischmann, T., Lang, H. et al. (2016). Interventionsformen und besondere medizinische Situationen. In H. Faller & H. Lang (Hrsg.), *Medizinische Psychologie und Soziologie* (4. Aufl., S. 251–306). Berlin: Springer.

Ford, Earl, S., Bergmann, Manuela, M., Kröger, J., Schienkiewitz, A., Weikert, C. & Boeing, H. (2009). Healthy Living Is The Best Revenge. Findings From the European Prospective Investigation Into Cancer and Nutrition–Potsdam Study. *Arch Intern Med*, *169*(15), 1355–1362.

Heidemann, C., Scheidt-Nave, C., Beyer, A.-K., Baumert, J., Thamm, R., Maier, B. [Birga] et al. (2021). Gesundheitliche Lage der erwachsenen Bevölkerung in Deutschland –

Ergebnisse der Studie GEDA 2019/2020-EHIS. *Journal of Health Monitoring, 6*(3), 1–106. https://doi.org/10.25646/8456

Krämer, L. (2021). gesundheitsbezogene Barrieren. In M. A. Wirtz (Hrsg.), *Dorsch Lexikon der Psychologie.* Bern: Hogrefe. Zugriff am 04.06.2023. Verfügbar unter: https://dorsch.hogrefe.com/stichwort/barrieren-gesundheitsbezogene

Krämer, L. & Bengel, J. (2016). Chronische körperliche Krankheit und Krankheitsbewältigung. In J. Bengel & O. Mittag (Hrsg.), *Psychologie in der medizinischen Rehabilitation. Ein Lehr- und Praxishandbuch* (1. Aufl., S. 25–36). Berlin: Springer.

Krämer, L. & Göhner, W. (2016). Handlungsplanung, Barrieren und Barrierenmanagement. In J. Bengel & O. Mittag (Hrsg.), *Psychologie in der medizinischen Rehabilitation. Ein Lehr- und Praxishandbuch* (1. Aufl., S. 115–124). Berlin: Springer.

Küffner, R., Musekamp, G. & Reusch, A. (2017). Patientenschulung aus dem Blickwinkel der Entwickler. *arthritis + rheuma, 37*, 1–6.

Lange, K. (2019). Bewältigung und Umgang mit chronischen Krankheiten. In R. Haring (Hrsg.), *Gesundheitswissenschaften* (Springer Reference Pflege – Therapie – Gesundheit, 2. Aufl., S. 311–321). Berlin: Springer.

Lippke, S. & Renneberg, B. (2006). Theorien und Modelle des Gesundheitsverhaltens. In B. Renneberg & P. Hammelstein (Hrsg.), *Gesundheitspsychologie. Mit 21 Tabellen* (Springer-Lehrbuch Bachelor/Master, 1. Aufl., S. 35–60). Heidelberg: Springer.

Lippke, S. & Schüz, B. (2019). Modelle gesundheitsbezogenen Handelns und Verhaltensänderung. In R. Haring (Hrsg.), *Gesundheitswissenschaften* (Springer Reference Pflege – Therapie – Gesundheit, 2. Aufl., S. 299–310). Berlin: Springer.

Maier, B. [Berthold]. (2012). Lebensstiländerung. Ein effektiver Ansatz in der Prävention und Therapie des Typ-2-Diabetes. *Diabetes aktuell, 10*(1), 28–31.

Miller, C. K. & Bauman, J. (2014). Goal Setting: An Integral Component of Effective Diabetes Care. *Current Diabetes Reports, 14*(8), 509. https://doi.org/10.1007/s11892-014-0509-x

Petermann, F. (2021). medizinische Rehabilitation. In M. A. Wirtz (Hrsg.), *Dorsch Lexikon der Psychologie.* Bern: Hogrefe. Zugriff am 12.05.2023. Verfügbar unter: https://dorsch.hogrefe.com/stichwort/rehabilitation-medizinische#se-arch=3a8e5e02be2b52a89aeae7c4dcca15ec&offset=1

Rapp, I. & Klein, T. (2020). Lebensstil und Gesundheit. Trends und soziale Unterschiede des Gesundheitsverhaltens und Folgen für die Gesundheit. In P. Kriwy & M. Jungbauer-Gans (Hrsg.), *Handbuch Gesundheitssoziologie* (1. Aufl., S. 193–211). Wiesbaden: Springer Fachmedien.

Robert Koch-Institut. (2011). *Beiträge zur Gesundheitsberichterstattung des Bundes. Daten und Fakten: Ergebnisse der Studie »Gesundheit in Deutschland aktuell 2009«* (Beiträge zur Gesundheitsberichterstattung des Bundes, Vorabdruck September 2010). Berlin:

Robert Koch-Institut (RKI). Verfügbar unter: http://www.rki.de/DE/Content/GBE/Gesund-heitsberichterstattung/GBEDownloadsB/GEDA09.html

Sagner, M. & Schulz, K.-H. (2012). Lebensstil als Medizin. *Deutsche medizinische Wochen-schrift (1946)* [Lifestyle as medicine], *137*(34-35), 1706–1712. https://doi.org/10.1055/s-0032-1305225

Schlicht, W. & Kahlert, D. (2021). Lebensstil. In M. A. Wirtz (Hrsg.), *Dorsch Lexikon der Psychologie.* Bern: Hogrefe. Zugriff am 09.05.2023. Verfügbar unter: https://dorsch.ho-grefe.com/stichwort/lebensstil#search=17f5e832f9f2ae0af26acad958cb7ef4&offset=0

Shi, W., Ghisi, G. L. M., Zhang, L., Hyun, K., Pakosh, M. & Gallagher, R. (2022). Systematic review, meta-analysis and meta-regression to determine the effects of patient education on health behaviour change in adults diagnosed with coronary heart disease. *Journal of Clinical Nursing, 00,* 1–28. https://doi.org/10.1111/jocn.16519

Six, B. (2021). Theorie des geplanten Verhaltens. In M. A. Wirtz (Hrsg.), *Dorsch Lexikon der Psychologie.* Bern: Hogrefe. Zugriff am 16.05.2023. Verfügbar unter: https://dorsch.ho-grefe.com/stichwort/theorie-des-geplanten-verhaltens

Statistisches Bundesamt. (2018a). *Anteil der Frauen mit Übergewicht und Adipositas in Deutschland in den Jahren 2005 bis 2017. In Statista.* Verfügbar unter: https://de.sta-tista.com/statistik/daten/studie/233461/umfrage/entwicklung-von-uebergewicht-und-adipo-sitas-in-deutschland-unter-frauen/

Statistisches Bundesamt. (2018b). *Anteil der Männer mit Übergewicht und Adipositas in Deutschland in den Jahren 2005 bis 2017. In Statista.* Verfügbar unter: https://de.sta-tista.com/statistik/daten/studie/233449/umfrage/entwicklung-von-uebergewicht-und-adipo-sitas-in-deutschland-bei-maennern/

Sudre, P., Jacquemet, S. [Stéphane], Uldry, C., Perneger, T. V., Sudre, P., Jacquemet, S. [S.] et al. (1999). Objectives, methods and content of patient education programmes for adults with asthma: systematic review of studies published between 1979 and 1998. *Thorax, 54*(8), 681–687. https://doi.org/10.1136/thx.54.8.681

Sven Repenning, Iris an der Heiden, Frank Meyrahn, Ahlert, G. & Preuß, H. (2020). *Der Beitrag des Sports zur Erfüllung der WHO-Empfehlungen für körperliche Aktivität. Aktuelle Daten zur Sportwirtschaft* (2HMforum. GmbH, Hrsg.). Bundesministerium für Wirtschaft und Energie; Bundesinstitut für Sportwissenschaften.

Vogel, H. & Faller, H. (2016). Förderung und Erhaltung von Gesundheit: Prävention. In H. Faller & H. Lang (Hrsg.), *Medizinische Psychologie und Soziologie* (4. Aufl., S. 329–358). Berlin: Springer.

Vogt, I. (2019). Grundlagen der Gesundheitspsychologie. In R. Haring (Hrsg.), *Gesundheitswissenschaften* (Springer Reference Pflege – Therapie – Gesundheit, 2. Aufl., S. 29–47). Berlin: Springer.

Vries, U. de & Petermann, F. (2015). Patientenschulung in der medizinischen Rehabilitation. *Phys Med Rehab Kuror (Physikalische Medizin, Rehabilitationsmedizin, Kurortmedizin)*, *25*(06), 293–301. https://doi.org/10.1055/s-0035-1565143

Watzke, S. (2006). Rehabilitation. In B. Renneberg & P. Hammelstein (Hrsg.), *Gesundheitspsychologie. Mit 21 Tabellen* (Springer-Lehrbuch Bachelor/Master, 1. Aufl., S. 265–277). Heidelberg: Springer.

Wiedemann, A. (2021). Intentions-Verhaltens-Lücke. In M. A. Wirtz (Hrsg.), *Dorsch Lexikon der Psychologie.* Bern: Hogrefe. Zugriff am 19.05.2023. Verfügbar unter: https://dorsch.hogrefe.com/stichwort/intentions-verhaltens-luecke#search=f9047fed943c4214997f348bce440e72&offset=0

Wirtz, M. A. (2021). chronische Erkrankungen. In M. A. Wirtz (Hrsg.), *Dorsch Lexikon der Psychologie.* Bern: Hogrefe. Zugriff am 10.05.2023. Verfügbar unter: https://dorsch.hogrefe.com/stichwort/chronische-erkrankungen#search=f996bef870afd7651693869404af68dd&offset=0

Wolf-Kühn, N. & Morfeld, M. (2016). *Rehabilitationspsychologie* (Basiswissen Psychologie, 1. Aufl.). Wiesbaden: Springer Fachmedien. https://doi.org/10.1007/978-3-531-93133-3

World Health Organization. (2014). *Noncommunicable Diseases. Country Profiles 2014.*

World Health Organization. (2020). *Tobacco & Coronary Heart Disease.*

Zentrum Patientenschulung e. V. (2017). *Patientenschulung - Ein Überblick.* Verfügbar unter: https://www.zentrum-patientenschulung.de/theorie/ueberblick/

7. Anlagen

Anl. 1: Ergebnisse der Metanalyse in Bezug auf das Gesundheitsverhalten

Outcome	Follow-up	N of participants (Studies)	RR/OR (95%CI)	Statistical heterogeneity I^2 (p value)	GRADE quality of evidence
Smoking cessation	<6 months	2964 (14)	1.21 (1.12, 1.32)	0% (<.001)	⊕⊕⊕○ MODERATE[a]
	6–12 months	6171 (23)	1.39 (1.23, 1.57)	74.72% (<.001)	⊕⊕○○ LOW[a,c]
Medication adherence	<6 months	1623 (10)	2.31 (1.34, 4.01)	77.78% (<.001)	⊕⊕⊕○ MODERATE[a,b]
	6–12 months	5202 (14)	2.04 (1.14, 3.64)	93.16% (.02)	⊕⊕○○ LOW[a,b]
Physical activity	<6 months	2373 (21)	2.52 (1.80, 3.54)	76.46% (<.001)	⊕⊕⊕○ MODERATE[a,b]
	6–12 months	4256 (24)	2.09 (1.63, 2.70)	86.33% (<0.001)	⊕⊕⊕○ MODERATE[a,b]
Healthy dietary habit	<6 months	1670 (16)	3.05 (2.06, 4.52)	75.82% (<.001)	⊕⊕○○ LOW[a,b,c]
	6–12 months	5055 (12)	1.58 (1.43, 1.76)	28.62% (<.001)	⊕⊕⊕○ MODERATE[a]

Abbreviations: CI, confidence interval; GRADE, Grading of Recommendations Assessment, Development and Evaluation; N, number; OR, odds ratio; RR, relative risk.
[a]Random sequence generation, allocation concealment or blinding of outcome assessors poorly described in ≥50% of included studies.
[b]High heterogeneity ($I^2 \geq 75\%$).
[c]Egger tests suggest evidence of asymmetry.

Quelle: Shi et al., 2022, S. 15

Anl. 2: Ergebnisse der Metanalyse in Bezug auf das gesundheitsbezogene Wissen

Outcome	Follow-up	N of participants (Studies)	SMD (95%CI) (intervention vs. control)	Statistical heterogeneity I^2 (p value)	GRADE quality of evidence
Disease knowledge	<6 months	5087 (11)	1.36 (0.98, 1.73)	95.90% (<.001)	⊕⊕○○ LOW[a,b,c]
	6–12 months	4873 (7)	0.65 (0.40, 0.90)	91.72% (<.001)	⊕⊕○○ LOW[a,b]

Abbreviations: CI, confidence interval; GRADE, Grading of Recommendations Assessment, Development and Evaluation; N, number; SMD, standardised mean difference.
[a]Random sequence generation, allocation concealment or blinding of outcome assessors poorly described in ≥50% of included studies.
[b]High heterogeneity ($I^2 \geq 75\%$).
[c]Egger tests suggest evidence of asymmetry.

Quelle: Shi et al., 2022, S. 15

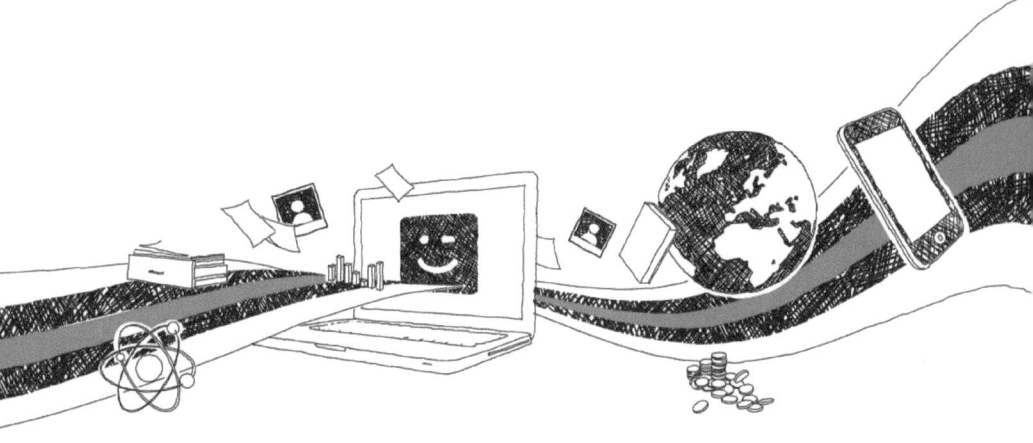
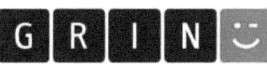